Alexey Imamov

Métodos y dispositivos para la formación de procesos de rehabilitación

Alexey Imamov

Métodos y dispositivos para la formación de procesos de rehabilitación

Aplicación de inteligencia artificial y redes neuronales artificiales para la rehabilitación

JustFiction Edition

Imprint

Cover image: www.ingimage.com

Publisher:
JustFiction! Edition
is a trademark of
Dodo Books Indian Ocean Ltd., member of the OmniScriptum S.R.L Publishing group
str. A.Russo 15, of. 61, Chisinau-2068, Republic of Moldova Europe
Printed at: see last page
ISBN: 978-620-3-57890-4

Alexei Imámov

Métodos y dispositivos para la formación de procesos de rehabilitación funcional y fisiológica compleja utilizando elementos de inteligencia artificial y redes neuronales artificiales.

En una sociedad moderna que implementa y organiza diversas opciones para el desarrollo integrado y versátil de una economía innovadora, especialmente en áreas relacionadas con industrias y tecnologías inteligentes, las cargas de estrés de todo tipo que surgen de los más activos organizadores de procesos de desarrollo de proyectos y generadores de Las nuevas ideas técnicas y comerciales destinadas a optimizar y acelerar los procesos de desarrollo, requieren una respuesta adecuada y discreta, pero extremadamente confiable y tecnologías naturales y equipos especiales para la rehabilitación.

Los juegos de deportes de mesa son una de las fuentes más importantes y prometedoras de tecnologías de rehabilitación integral.

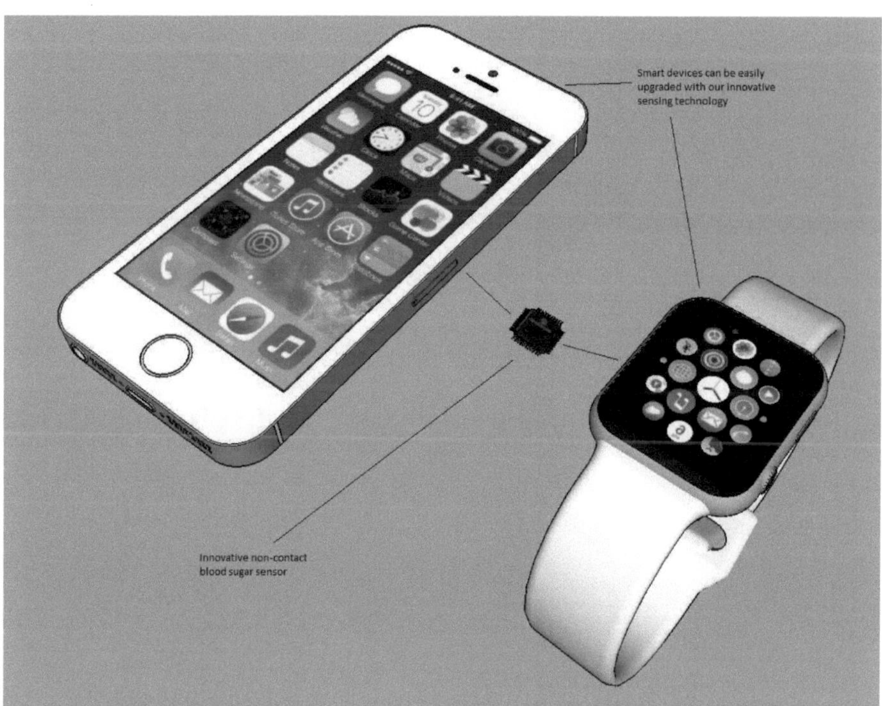

Figura 1: la figura muestra un modelo de subsistemas de modelos complejos de control y regulación del sistema que utilizan sensores resonantes sin contacto como enlaces dinámicos entre un objeto controlado en movimiento y medios de comunicación móviles, que funcionan según los principios de la espectroscopia de resonancia electromagnética y tienen diferentes diseños.

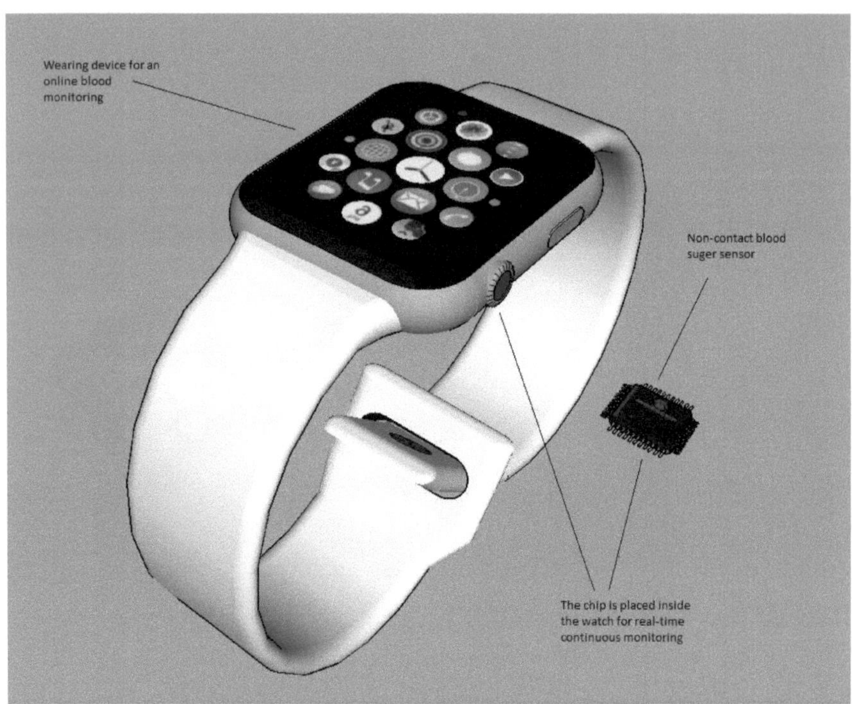

Figura 2: la figura también muestra un modelo de subsistemas de modelos complejos de control y regulación del sistema que utilizan como enlaces dinámicos entre un objeto controlado en movimiento y dispositivos de comunicación móvil fabricados en forma de relojes inteligentes, sensores resonantes sin contacto que funcionan según los principios de la resonancia electromagnética. espectroscopia y tener un rendimiento de diseño diferente

Para los llamados relojes inteligentes, el diseño del sensor es - una bobina plana, - una microplaca electrónica con la topología original de un solenoide plano

Tal sensor recibe energía de la batería del reloj y está constantemente en el modo de monitorear los parámetros del cuerpo del jugador de tenis de mesa.

Al mismo tiempo, en el monitoreo en tiempo real, se pueden medir varios parámetros importantes, que pueden verse influenciados por la naturaleza demasiado intensa del juego. – por ejemplo: concentración de azúcar en sangre, presión arterial, etc.

De particular importancia son estas aplicaciones en el caso de la integración en sistemas de software de todo el complejo de rehabilitación de elementos de inteligencia artificial y redes neuronales artificiales.

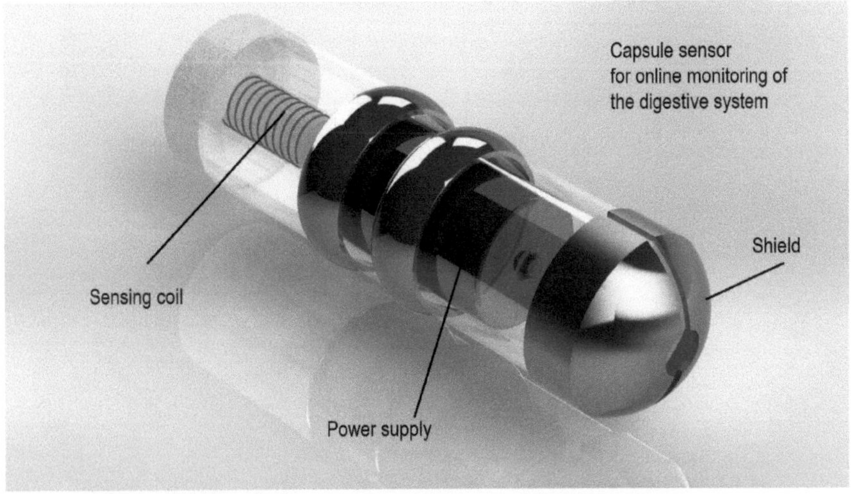

Figura 3, - la figura también muestra un modelo de un sensor integrado, que se inserta en el orificio axial del mango de una raqueta de tenis de mesa

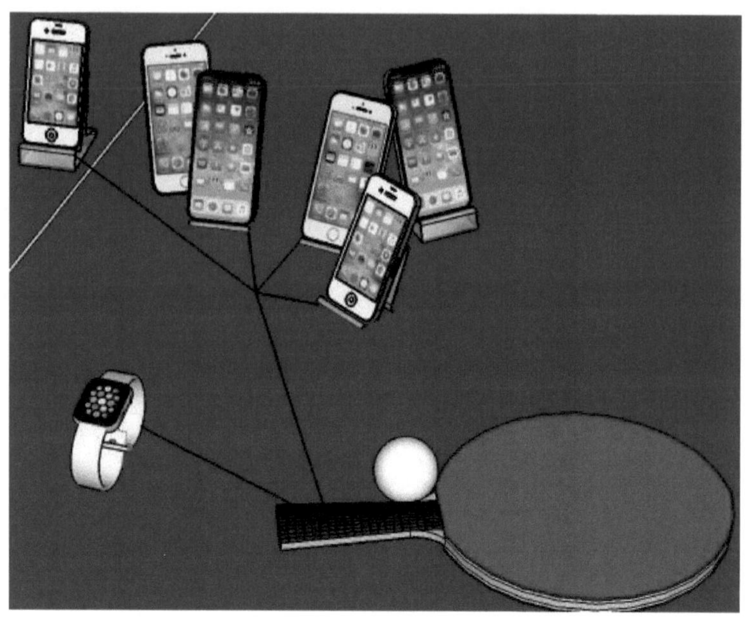

Figura 4, - la figura también muestra el modelo

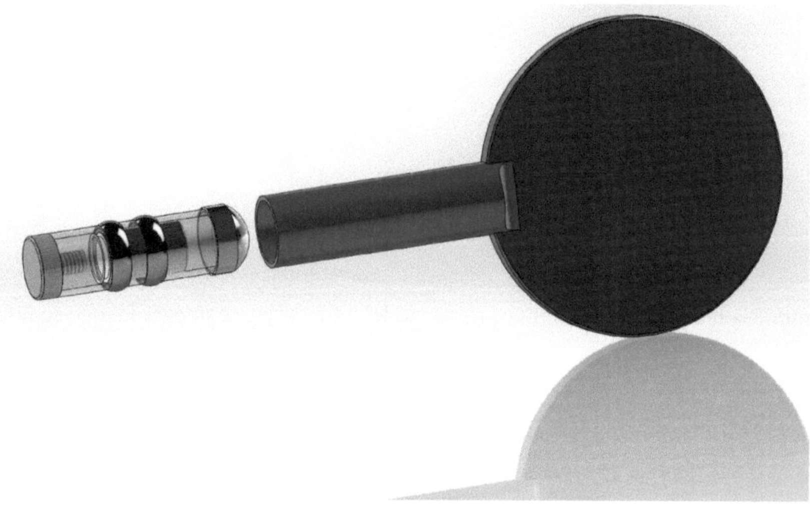

Figura 5, - la figura también muestra el modelo

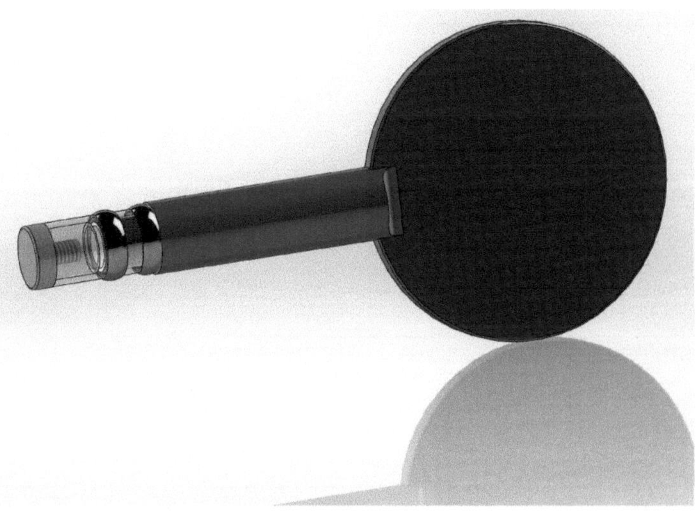

Figura 6, - la figura también muestra el modelo

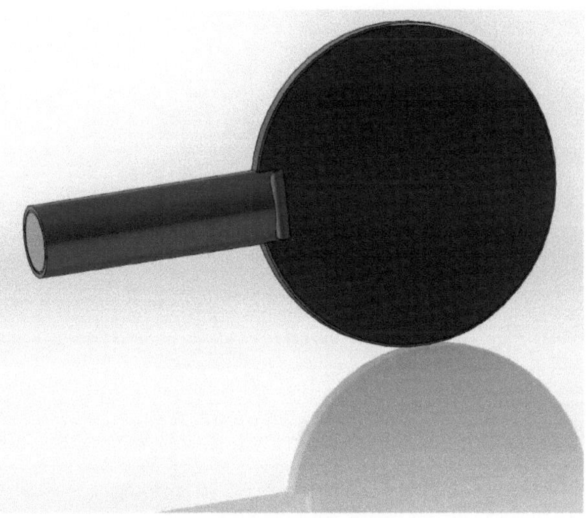

Figura 7, - la figura también muestra el modelo

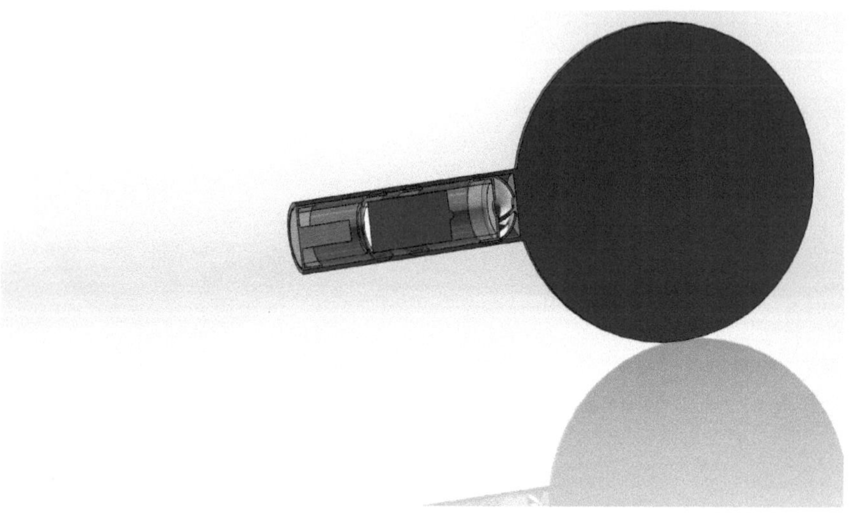

Figura 8, - la figura también muestra el modelo

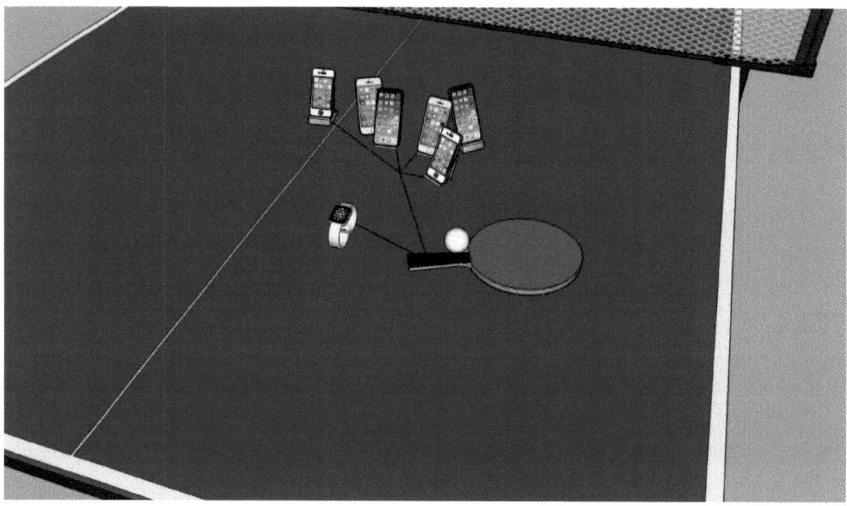

Figura 9, - la figura también muestra el modelo

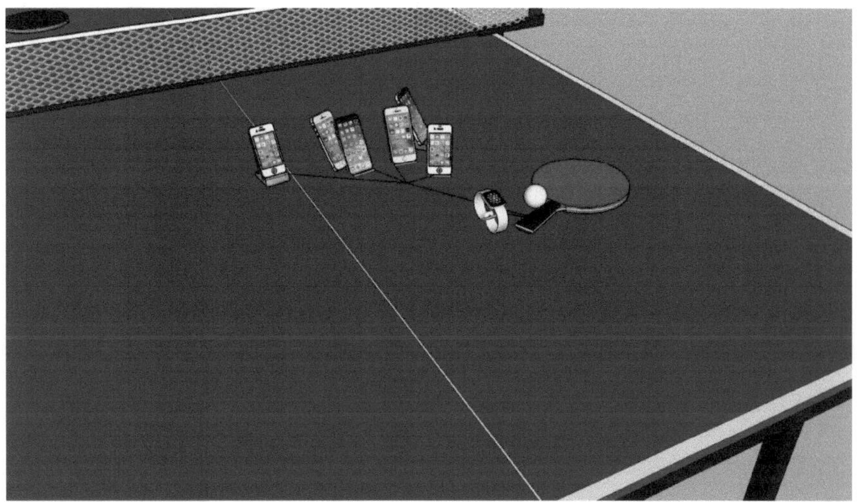

Figura 10, - la figura también muestra el modelo

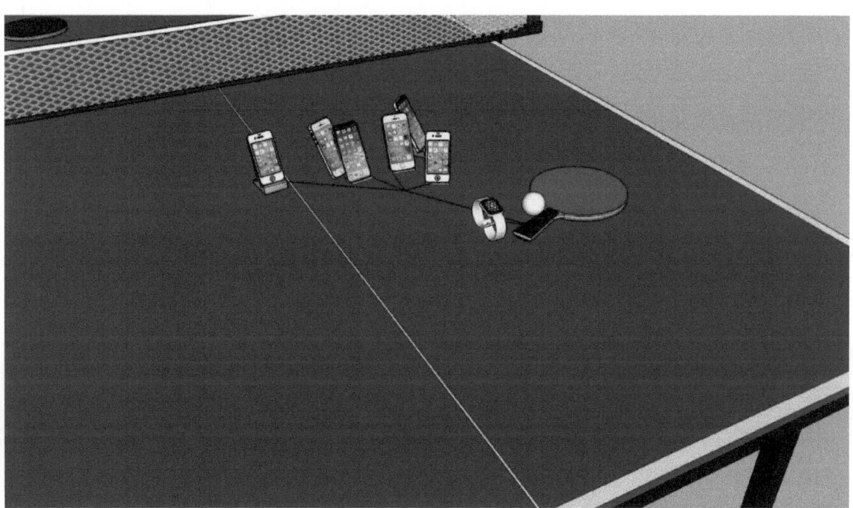

Figura 11, - la figura también muestra el modelo

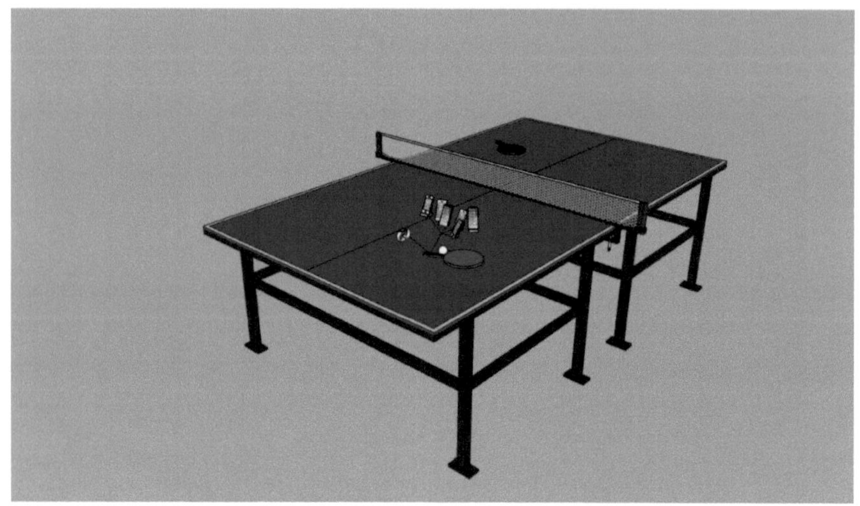

Figura 12, - la figura también muestra el modelo

Quienes consideran el tenis de mesa un deporte fácil se equivocan. Aunque, al parecer, dos personas están de pie y se lanzan una pelota. Bueno, ¿qué puede ser difícil aquí? Solo aquellos que nunca han jugado al tenis de mesa lo creen así.

De hecho, el "ping-pong" desarrolla muchas cualidades no solo físicas, sino también morales y volitivas. Esto es fuerza, destreza y velocidad de reacción, y la capacidad de predecir, prever la situación en la mesa de juego. El tenis también desarrolla la motricidad fina. Pero consideremos todo en orden.

En un deporte como el tenis de mesa, la fuerza no se desarrolla en el sentido directo de la palabra. Eso sí, al jugar al tenis, los músculos de los brazos no serán los mismos que los de los culturistas. Pero los músculos, sin duda, se vuelven más prominentes, ya que trabajan la articulación del hombro, bíceps y tríceps, así como los músculos de las manos.

Aquí, fuerza se refiere a la fuerza de movimiento de la mano. Cuando es necesario atacar bruscamente a un oponente, tomarlo por sorpresa en la mesa, entonces los golpes a la pelota deben ser poderosos y fuertes, es decir, tales que el oponente no pueda reaccionar a tiempo. Agregue a esto el trabajo de los músculos de las piernas, que están constantemente en movimiento y tensión.

En cuanto a la agilidad y la velocidad de reacción, el tenis de mesa desarrolla perfectamente estas cualidades. De hecho, con un buen juego, la pelota vuela muy rápido, por lo tanto, para no perder puntos, es necesario actuar con toda la destreza y la velocidad de la que el jugador es capaz.

Por lo general, la situación en la mesa se desarrolla instantáneamente, por lo que también es necesario tener cierta capacidad para anticipar el futuro. Y, literalmente, en una fracción de segundo, para predecir la acción del oponente, adelantarse a la dirección del vuelo de la pelota y la fuerza del impacto, desentrañar el plan de acción y engañar, lo que significa vencer.

Una carga muy grande en este juego cae sobre los pies de los jugadores. Las piernas hacen un gran trabajo al mover al atleta alrededor de la mesa, su trabajo es un factor importante en el juego y para lograr la victoria deseada. Por ello, no es de extrañar que los músculos de las piernas de los tenistas estén muy bien entrenados, y esto puede mejorar notablemente el rendimiento en otros deportes, como la carrera a pie. Esto significa que el tenis de mesa se puede incluir en el sistema de entrenamiento de algunos atletas de otros deportes.

Y, por supuesto, el tenis de mesa aporta un enorme efecto curativo a los sistemas cardiovascular y respiratorio. Después de todo, al moverse de un borde a otro de la mesa, los músculos del corazón reciben una carga comparable a correr por un terreno accidentado. Y cuanto mejor se entrena el corazón, menor es el riesgo de enfermedad cardíaca.

El sistema respiratorio con juego intensivo también puede desarrollarse y tener un efecto muy beneficioso. Hay una ventilación constante de los pulmones, su trabajo mejora y entrena.

Es imposible ignorar el efecto positivo de las clases en el sistema visual humano. Especialmente, este deporte es útil para aquellos que pasan mucho tiempo en la computadora. Los ojos están constantemente sobrecargados y cansados. Al jugar al tenis, los músculos de los ojos se entrenan, porque los ojos deben seguir el movimiento rápido de la pelota, así como tener tiempo para reaccionar y, al mismo tiempo, seguir observando las acciones del oponente.

Bueno, sin duda, el "ping-pong" tiene un gran efecto en la coordinación de los movimientos, porque necesita tiempo para golpear la pelota voladora, y para esto simplemente no puede prescindir de movimientos precisos y coordinados de todo el cuerpo.

El tenis de mesa desarrolla no solo cualidades personales, sino también comerciales en el carácter de una persona.

El tenis de mesa también es útil para las personas que tienen problemas con los sistemas cardiovascular y respiratorio. El efecto curativo, que tiene un efecto positivo en estos sistemas del cuerpo, se ha demostrado en el proceso de llevar a cabo lecciones únicas con la categoría de pacientes en consideración según el método de mi autor.

Veamos cuál es el significado. Durante el juego, cuando un jugador se mueve de un borde de la mesa a otro, se aplica una carga a los músculos del corazón, comparable a la carga durante una carrera. Los beneficios del entrenamiento cardíaco son los siguientes: cuanto mejor entrenes el músculo cardíaco, menor será el riesgo de enfermedades del sistema cardiovascular, incluida la aparición de ataques cardíacos. Este problema es muy relevante en las condiciones actuales, ya que son las enfermedades cardiovasculares las que ocupan el primer lugar entre las causas de muerte en la población.

¿Qué beneficios tiene el tenis de mesa sobre el sistema respiratorio del cuerpo? Gracias a los movimientos respiratorios, se produce una ventilación constante de los pulmones, cuyo indicador es el volumen minuto de respiración (MOD), la cantidad de aire que pasa por los pulmones en 1 minuto. En reposo, la MOD es de 5-8 litros, y durante el ejercicio aumenta y alcanza los 150-180 litros. Por lo general, en reposo, una persona consume 200-300 ml de oxígeno por minuto. Mientras se juega al tenis, el consumo de oxígeno aumenta a 2-3 l/min. Y esto es natural. El trabajo muscular es impensable sin un aumento del intercambio gaseoso, ya que la energía se extrae del proceso de oxidación de las sustancias orgánicas. Incluso con un pequeño esfuerzo físico, los cambios en la respiración se expresan claramente. Con trabajo ligero, el intercambio de gases aumenta de 2 a 3 veces, con trabajo pesado, de 20 a 30 veces. Un no atleta hace 14√18 respiraciones por minuto. Al jugar al tenis, esta cifra puede ser 30-40. Con una actividad física significativa, aumenta la ventilación pulmonar, lo que resulta en un aumento de la penetración de oxígeno en la sangre. Al mismo tiempo, se utiliza más oxígeno de cada litro de aire inhalado (4-6 %) que en reposo (3-4 %). A medida que aumenta la carga, también lo hace la tasa de flujo sanguíneo. Entonces, en reposo, 4-5 litros de sangre pasan por el corazón en 1 minuto. Pero cuando juega al tenis, es capaz de bombear hasta 35 litros de sangre por minuto. La frecuencia cardíaca (FC) también tiene una gran influencia en la circulación sanguínea. En reposo, la frecuencia cardíaca oscila entre 50 y 80 latidos / min, con carga aumenta significativamente. Entonces, para los tenistas, durante el calentamiento, la frecuencia cardíaca es de 120-140 latidos / min, después del saque con acceso a la red y un breve sorteo de un punto: 150-170 latidos / min, después del ejercicio "ocho". en la línea de fondo - 172-190 latidos / min. Los ejemplos dados muestran que la carga de tenistas-atletas durante las competiciones y entrenamientos es bastante grande. Se acompaña de pulsos elevados.

Además, la singularidad del tenis de mesa radica en el hecho de que el sistema visual humano también mejora. Y esto es especialmente cierto para aquellos que pasan mucho tiempo frente a la computadora, por ejemplo, los trabajadores de TI. Como resultado del trabajo regular en la computadora, están constantemente sobrecargados y cansados. Cuando se usa el método de mi autor para jugar tenis de mesa, se entrenan los músculos de los ojos. Consideremos el proceso con más detalle. Durante el juego, los ojos deben seguir el movimiento rápido de la pelota, así como reaccionar y al mismo tiempo seguir observando la acción del oponente. Es decir, los músculos del ojo deben estar enfocados en varios puntos diferentes. Y de acuerdo con la tecnología de mi autor para su entrenamiento, durante el calentamiento, demuestro una figura tan única de tocar el balón, en la que el oponente debe devolver el balón.

El tenis de mesa también tiene un impacto positivo en los negocios, y más concretamente en los empresarios y emprendedores que habitualmente se encuentran en situaciones en las que tienen que tomar decisiones casi al instante. El tenis es un deporte muy rápido, la situación puede cambiar literalmente en una fracción de segundo. Por lo tanto, aquí debe poder tomar las decisiones correctas, casi sin dudarlo. Los empresarios que tienen un pasatiempo como el tenis de mesa tienen ciertas ventajas.

El desarrollo de la fuerza de voluntad para lograr una victoria largamente esperada es una característica integral del carácter de todos los grandes "magnates de los negocios". También necesitan la capacidad de nunca darse por vencidos y luego establecer más y más metas en el camino hacia las alturas futuras. Entonces, en el tenis de mesa, incluso si no se trata de competencia y entrenamiento, sino simplemente de pasar tiempo con amigos o familiares, el deseo de ganar es una de las cualidades importantes de un jugador.

También notamos algunos de los beneficios que los hombres de negocios adquieren el hábito de jugar tenis de mesa utilizando la tecnología de mi autor. Primero, en el curso de la espera de la victoria, se desarrolla la fuerza de voluntad, incluidos rasgos de carácter como la perseverancia y la perseverancia. Estas cualidades son importantes y fundamentales durante el período de entrenamiento, así como durante el período de logro del resultado deseado, a saber, la victoria. El tenis de mesa te enseña a nunca rendirte y a establecer más y más objetivos en el camino hacia la conquista de los preciados picos.

Una característica distintiva del tenis de mesa es una mejora significativa en el funcionamiento de los sistemas sensoriales a medida que aumenta la forma física del atleta. Esto se debe a la necesidad en el curso de la lucha de obtener y procesar efectivamente una gran cantidad de información sobre el estado rápidamente cambiante del propio atleta y la situación del juego. En primer lugar, los tenistas mejoran su analizador visual, a través del cual ingresa cerca del 80% de la información. Los atletas aumentan la velocidad de procesamiento de la información durante una reacción motora simple y compleja, mejoran la capacidad de evaluar la profundidad de lo visible y también amplían el campo de visión. Se notan cambios positivos en el funcionamiento de otros analizadores. Los cambios especialmente significativos están asociados con la actividad del aparato vestibular. Movimientos rápidos de un atleta en el espacio, Los giros bruscos y los baches irritan los receptores del sistema sensorial casi continuamente. Con su estabilidad insuficiente, surgen problemas con la precisión de las acciones motoras del atleta, y esto obliga a movilizar el recurso interno del sistema. En el proceso de mejora deportiva, los tenistas desarrollan sensaciones específicas: aparece un "sentido de la distancia", "sentido de la pelota", etc. Tales sensaciones son especialmente agudas en atletas que están en buena forma y se desvanecen o no se forman con entrenamiento insuficiente o sobreentrenamiento. Este fenómeno está asociado a la fatiga, es una disminución temporal del rendimiento provocada por una actividad intensa o prolongada. Se manifiesta principalmente en el deterioro de la precisión de las acciones motoras,

La eficiencia de obtención y procesamiento de información por parte de un tenista está asociada con una serie de indicadores psicofisiológicos, como la velocidad del pensamiento operativo, la distribución de la atención. En general, el tenis de mesa (juego deportivo de equipo personal) pertenece al grupo de deportes situacionales (no estándar) (el juego, las acciones de los atletas se determinan de acuerdo con las acciones del oponente). Al mismo tiempo, las acciones del atleta pueden ser estereotipadas (golpes de velocidad-potencia, etc.). Esto predetermina la probabilidad de utilizar repeticiones de situaciones, momentos de juego y técnicas. Sin embargo, la base es la respuesta a situaciones y condiciones cambiantes.

Extrapolación, es decir una especie de previsión, anticipación de próximos eventos sobre la base de información cotidiana o especial que ya está en la memoria, es el mecanismo más importante para el funcionamiento del sistema nervioso de un jugador de tenis de mesa.

Su insuficiente desarrollo limita la eficacia de la actividad lúdica, especialmente en caso de reacciones motoras de respuesta situacional. La programación de reacciones adecuadas que requieren anticipación y extrapolación se ve dificultada por la insuficiente automatización de los movimientos, especialmente cuando son muy complejos, y pueden empeorar bajo la influencia de estímulos confusos. Sin embargo, debe tenerse en cuenta que la influencia de los estímulos confusos se debilita significativamente durante los pasajes repetidos de las mismas situaciones. La extrapolación permite que un tenista resuelva de manera efectiva situaciones muy complejas que surgen en un entorno de lucha que cambia rápidamente. La capacidad de extrapolar depende en gran medida de su experiencia deportiva. Por lo general, los jugadores más hábiles son más propensos a predecir la naturaleza de la acción del oponente y encontrar los métodos tácticos y técnicos necesarios para contrarrestarlos. Aunque la capacidad de extrapolar en un alto porcentaje de los casos viene determinada por factores genéticos, es innegable que la extrapolación viene planteada por el entrenamiento. Cuanto mayor sea el rango de acciones tácticas y técnicas con las que un jugador de tenis tiene que lidiar en el entrenamiento, más probable es que las contrarreste de manera efectiva. Por el contrario, en las condiciones de un entrenamiento estandarizado y rígidamente programado, la extrapolación no se desarrolla. La característica principal del tenis de mesa es su alta emotividad. Incluso bajo las condiciones del entrenamiento ordinario, repetido cientos de veces, la entrada en el juego, tarde o temprano, activa todo el aparato de la respuesta emocional del atleta. Y en el transcurso de la competencia, los cambios emocionales en los atletas se acercan lo suficiente a una típica reacción de estrés. La emocionalidad aumenta significativamente la severidad de las reacciones vegetativas del atleta a la carga motora. El ejemplo de los partidos en los Campeonatos del Mundo y de Europa, donde participan decenas de países y cientos de atletas, da testimonio del tipo de competencia durante las competencias. La intensidad de la lucha en los juegos que se están jugando se puede juzgar por la puntuación, por ejemplo: 10:9, 10:12 o 12:14; por situaciones de juego e igualdad de puntos en situaciones críticas y finales de juego: 7:7, 8:8, 9:9. Particularmente tensos son los finales de los partidos, cuando un tenista pierde uno o dos puntos y se esfuerza por ganar. Esto requiere coraje, resistencia y confianza en uno mismo. La puntuación en el juego es sin duda uno de los indicadores de la intensidad de la lucha, Pero no el único. El éxito de la actividad deportiva de un jugador de tenis de mesa depende de las propiedades del sistema nervioso y del temperamento, que intervienen en la formación de los rasgos de personalidad. Una combinación específica de rasgos de personalidad determina su individualidad. Los datos de investigación acumulados hasta la fecha con un grado suficiente de confiabilidad permiten identificar los rasgos de personalidad y su correlación que caracterizan a un atleta altamente calificado.

Entre las propiedades distintivas de un jugador de tenis de mesa se encuentran una mayor estabilidad emocional, firmeza de carácter, confianza en sí mismo, independencia para evaluar situaciones difíciles, ansiedad reducida, capacidad de autocontrol, perseverancia en el logro de objetivos, iniciativa y coraje, lucha por el liderazgo. .

Entre las correlaciones de los rasgos de personalidad, las más significativas son:

- el predominio en la estructura de motivación de las motivaciones morales, sociales sobre las aspiraciones de carácter personal;
- el predominio de las cualidades volitivas que movilizan a un atleta para superar las dificultades, sobre la ansiedad y la duda;
- el predominio de la estabilidad mental y el autocontrol sobre la excitabilidad emocional.

Los psicólogos han establecido que los motivos del atleta juegan un papel particularmente importante en el logro de altos resultados. Entre los motivos que inciden en el éxito de la actividad, se encuentran:

- fisiológico,
- Psicológico
- social.

Al mismo tiempo, se reveló que cuanto mayor sea el significado social de los motivos, más exitoso puede ser el resultado de la actividad.

El tenis de mesa también requiere ingenio. Durante el juego, debes ser hábilmente astuto y, con la ayuda de trucos y fintas engañosas, poder confundir hábilmente a tu oponente. Esto necesita ser enseñado. Es necesario entrenar todas las cualidades anteriores no solo en la mesa de juego, sino también en la vida cotidiana.

El tenis de mesa no tiene límite de edad.

Lo mejor del tenis de mesa es que pueden jugarlo personas de todas las edades. No importa si tienes 6 o 60 años, porque nunca es demasiado tarde para aprender a jugar al tenis.

Entonces, en una de las revistas occidentales, se habló sobre el tenista de 108 años de China Pak Sunchen. Comenzó a jugar tenis hace 29 años, pero desde entonces se le puede ver todos los días con una raqueta en la mano en el Centro de Tenis Shamian de Beijing... Se alienta a las personas de mediana edad y mayores a usar el tenis para mantener la salud, el rendimiento y la salud. buen humor Pero no debes luchar por los logros más altos en el juego. No olvide que el tenis se caracteriza por una variedad de movimientos, tirones, alteraciones del ritmo, a menudo entrecortados. Y todo esto puede ser traumático para las personas cuyos tejidos aún no tienen la elasticidad juvenil. Por lo tanto, es recomendable rechazar las competiciones a partir de los 50 años y, a partir de los 60, participar solo en dobles. El tenis también es notable porque que cada persona pueda jugar y moverse por la pista con una intensidad adecuada a su estado de salud y forma física. Después de todo, la actividad física en el tenis tiene un carácter de intervalo. Su intensidad se reduce debido a las numerosas pausas en el juego. Estas pausas ocurren al final del peloteo de cada pelota (recoger pelotas después del peloteo, cambiar de lado cuando el atleta pasa, transiciones al servir y recibir, etc.) Son importantes para recuperar la respiración "perdida". Cuando se juega con cuatro jugadores, ese respiro aumenta. Los implicados en el tenis, por su propia experiencia y ejemplo, están convencidos de los efectos beneficiosos del tenis sobre la salud. Estas pausas ocurren al final del peloteo de cada pelota (recoger pelotas después del peloteo, cambiar de lado cuando el atleta pasa, transiciones al servir y recibir, etc.) Son importantes para recuperar la respiración "perdida". Cuando se juega con cuatro jugadores, ese respiro aumenta. Los involucrados en el tenis, por su propia experiencia y ejemplo, están convencidos de los efectos beneficiosos del tenis sobre la salud. Estas pausas ocurren al final del peloteo de cada pelota (recoger pelotas después del peloteo, cambiar de lado cuando el atleta pasa, transiciones al servir y recibir, etc.) Son importantes para recuperar la respiración "perdida". Cuando se juega con cuatro jugadores, ese respiro aumenta. Los involucrados en el tenis, por su propia experiencia y ejemplo, están convencidos de los efectos beneficiosos del tenis sobre la salud.

Cualquier tecnología tiene sus propias leyes. Una de las leyes de la tecnología del tenis de mesa es la necesidad de cumplir con ciertas técnicas. La técnica es el camino más corto para lograr resultados. Por supuesto, hay más o menos desviaciones debido a las características fisiológicas de una persona, pero en general, la técnica de ejecución es la misma. Una vez que se ha memorizado una técnica incorrecta para el automatismo, interfiere con el desarrollo de una técnica nueva y correcta. La exclusión de los ejercicios de una de sus fases viola toda la tecnología del proceso en su conjunto.

Una idea holística, clara y correcta en una persona sobre las técnicas y acciones que se están aprendiendo y su demostración ejemplar le permite dominar rápidamente la técnica de realizar ejercicios. Se logra un aumento gradual de la carga en el proceso de aprendizaje mediante su cumplimiento del nivel del estado del cuerpo y la accesibilidad para los estudiantes. La condición para garantizar la fuerza se logra mediante la repetición repetida de ejercicios en varias combinaciones, así como mediante la verificación sistemática de los resultados obtenidos.

La mayor parte del tiempo en el entrenamiento de tenis de mesa está ocupado por ejercicios prácticos, es decir, practicar ciertos movimientos con una raqueta. Es obligatorio conocer los trucos y las reglas del juego.

Se recomienda la siguiente tecnología y secuencia de técnicas de enseñanza del tenis de mesa:

- familiarizarse con la historia del desarrollo;
- Familiarícese con el equipo, el inventario;
- dar el concepto de terminología;
- familiarizarse con las reglas básicas del juego;
- familiarizarse con la organización y celebración de competiciones;
- involucrarse en la práctica docente y judicial;
- enseñar la técnica del juego.

La técnica del juego incluye las siguientes técnicas:

- sujeción,
- cortar,
- Rueda hacia adelante (rueda a la izquierda, rueda a la derecha)
- Entrada
- top spin (top spin a la derecha, top spin a la izquierda)
- Estar
- poda
- "vela"
- postura de tenis

ESTANTE

Los estantes de juego deben dividirse en estantes (posiciones) para realizar varios golpes y un estante para recibir los servicios del oponente.

Considere el mostrador de recepción y las preguntas generales sobre el mostrador de recepción.

En primer lugar, el mostrador de recepción debe proporcionar, tanto físicamente como en términos de atención, el comienzo más rápido posible en cualquier dirección: izquierda, derecha, adelante, atrás. La postura es la posición de mayor preparación. En todos los casos de preparación, las piernas están separadas al ancho de los hombros o un poco más anchas que los hombros, las rodillas ligeramente dobladas, los talones separados del piso.

Lo dice en todos los libros de texto.

Pero, ¿qué significa exactamente esto: "ligeramente dobladas las rodillas"?

En la práctica, este ángulo de curvatura se puede determinar de la siguiente manera: intente hacer algunos cambios elásticos y luego permanezca en la posición inferior de este movimiento. Es esta posición la que será más adecuada: tanto para recibir entradas como para realizar strikes individuales. ¿Qué significa exactamente "sin pisar el suelo"? Esto significa tanto la postura como el movimiento en la parte delantera del pie (no en los dedos, ¡esto no es ballet!). Si comparamos nuestros movimientos profesionales con la salida de un velocista, inmediatamente recordamos que los velocistas incluso levantan artificialmente los talones del suelo al comienzo y empujan con la parte delantera del pie debido a los tacos de salida.

El peso del cuerpo con la postura correcta se distribuye uniformemente en ambas piernas, y el centro de gravedad del cuerpo se encuentra en una línea recta que pasa por la parte delantera del pie de ambas piernas. Otras posiciones del centro de gravedad del cuerpo no proporcionan un comienzo rápido como un rayo. Limite la capacidad de mover un torso fuerte hacia adelante, piernas estiradas y tensas.

La distancia entre el jugador y la mesa en la recepción corresponde aproximadamente a la longitud de un brazo extendido con una raqueta. Si el atleta acepta con igual éxito el servicio desde la izquierda y desde la derecha, se ubica en la recepción frente al centro de la mesa, de frente a la mesa, y ambos pies están casi paralelos y miran hacia adelante. Si el atleta prefiere jugar a la derecha al recibir el saque, toma una posición ligeramente a la izquierda del centro de la mesa y en la posición correcta (al menos los pies).

La postura derecha (o posición inicial para realizar todo tipo de golpes a la derecha) se caracteriza por el hecho de que los pies (especialmente el derecho) están girados hacia la derecha. Esto permite que el hombro derecho se balancee hacia atrás. Tenga en cuenta: para un giro, el hombro derecho y la parte derecha del cuerpo se retraen, y no se adelanta el izquierdo, aunque puede ponerse en la posición izquierda de las dos maneras descritas.

La postura izquierda (o posición inicial para todos los tipos de revés) se describe en la mayoría de los manuales como la postura opuesta a la derecha, con el pie derecho y el hombro derecho delante del pie izquierdo y el hombro izquierdo. El aumento de la velocidad de juego y la mejora del material de la raqueta requieren y permiten que todos los golpes de revés se realicen en una posición frente a la mesa. Después de todo, esto es precisamente lo que da una ganancia de tiempo y permite enmascarar la dirección del vuelo de la pelota, le da un atractivo especial al juego de la izquierda.

Las diferentes posturas están asociadas a las características individuales y técnicas del atleta. Por lo tanto, aunque los principios del soporte de mesa se discutieron anteriormente, cada atleta se caracteriza por los suyos propios, solo inherentes al soporte de mesa.

Muchos atletas destacados pasan apenas perceptiblemente por encima de sus pies mientras reciben el servicio, como si balancearan el centro de gravedad. Tal paso por encima asegura un inicio rápido, y un inicio rápido siempre es más rápido que un inicio parado (compárelo con los mismos velocistas en el relevo: la velocidad de aquellos que comienzan de inmediato en las etapas 2, 3, etc. siempre es mayor que del que parte de un lugar en la primera etapa).

La postura es libre y la atención es tensa.

sujeción

El agarre correcto (método de sujeción) de la raqueta determina en gran medida la correcta ejecución de los golpes en el tenis de mesa, y la elección del tipo de agarre determina en gran medida la elección del estilo de juego. El agarre debe proporcionar libertad y movimiento natural a todo el brazo al realizar los golpes. En el tenis de mesa moderno, se distinguen dos tipos de agarre fundamentalmente diferentes: "europeo" y "asiático".

empuñadura europea

El mismo nombre de este grip habla de su excepcional popularidad entre los atletas europeos. En los años 60 - 70, ante la necesidad de prepararse para los encuentros con los principales atletas europeos, los líderes de las Federaciones de Tenis de Mesa de varios países asiáticos comenzaron a difundir intensamente la forma europea de sostener una raqueta entre los atletas de sus países. Muchos de estos atletas han logrado resultados sobresalientes en los campeonatos mundiales, torneos asiáticos e internacionales, y ahora en los países asiáticos este método ha recibido plenos derechos de ciudadanía y se está desarrollando en paralelo con el agarre tradicional asiático. El término "agarre europeo" hoy se ha vuelto más histórico y geográfico, no expresa en absoluto la esencia de esta forma de sostener una raqueta. Sin embargo, este término es tradicional y se usa en todas partes. Mucho más claramente expresa la esencia del método descrito para sostener la raqueta, otro término: "agarre horizontal". La raqueta con agarre horizontal se coloca en la palma de la mano, como la mano de un camarada cuando se da la mano. El borde de la raqueta se dirige hacia el hueco entre el pulgar y el índice. El pulgar se encuentra a lo largo del borde del revestimiento de goma en un lado del plano de la raqueta, el dedo índice se encuentra a lo largo del borde del otro lado de la raqueta. Los dedos medio, anular y meñique envuelven y sostienen fácilmente la raqueta por el mango sin apretarla. La raqueta está en posición horizontal. Con la posición correcta en la mano, la raqueta es su continuación y será tan fácil y natural actuar con la raqueta en el juego como si el golpe lo realizara la propia mano. Esta posición de la raqueta en la mano (extensión de la mano) es especialmente importante ya que solo la circunferencia del plano de la raqueta con el pulgar y el índice aún no garantiza las posibilidades universales del agarre horizontal. Un ligero giro de la raqueta en la mano o doblar la muñeca en una u otra dirección saca la raqueta del plano del antebrazo y hace que los movimientos sean antinaturales, complejos, limitados en amplitud. Tales desviaciones son, en mi opinión, errores técnicos graves y limitan las capacidades de juego del atleta en el futuro. Las yemas de las falanges terminales del pulgar y el índice son sensibles. Esto es fácil de verificar a partir de la experiencia cotidiana: si desea sentir algo de grosor, suavidad, vellosidad, etc., primero usamos las falanges terminales del pulgar y el índice. Su actividad en el agarre, y por lo tanto en la ejecución de golpes, determina en gran medida los detalles de agarre, técnica, estilo. La participación activa de la yema del pulgar contribuye a una sensación más fina, una "sensación de la pelota" más fina cuando se ejecutan golpes de revés. La participación activa de la almohadilla de la falange terminal del dedo índice contribuye a una sensación más sutil, una "sensación de la pelota" más sutil cuando se ejecutan golpes desde la derecha. Solo un agarre, en el que las superficies del plano de juego de la raqueta tocan las almohadillas de las falanges terminales tanto del pulgar como del índice, le permite realizar con precisión las técnicas técnicas del juego tanto a la izquierda como a la derecha. Los experimentos más sencillos confirman la importancia de las sutiles sensaciones táctiles a la hora de realizar golpes. Vale la pena poner dedales de metal ordinarios en las falanges terminales del pulgar y el índice, ya que la precisión y la confianza en el juego disminuyen incluso entre los atletas bastante calificados.

Envíos:

1. Servicio directo, servicio en un ligero ángulo: en el primer caso, la pelota no gira, en el segundo caso gira;

2. Péndulo: la mano describe un semicírculo, primero hacia abajo, hacia un lado, luego hacia arriba, hacia un lado. La postura del jugador depende de si el golpe se realiza con el lado abierto o cerrado de la raqueta. En un caso será diestro, en el otro zurdo;

3. Abanico: la mano describe un semicírculo, dirigido por el lado convexo hacia arriba. La pelota se golpea en la parte de salida de la trayectoria, en el punto más alto o al final del movimiento. Esto determina la rotación superior, lateral o inferior.

Golpes de pelota:

1. De pie: la raqueta simplemente se sustituye por la pelota y, después de haber volado, parece rebotar en ella.

Movimiento defensivo pasivo. En este golpe, a la bola no se le da giro ni velocidad. Pero se realiza, por regla general, a medio vuelo, y esto solo deja al enemigo poco tiempo para un nuevo ataque. Se realiza sin un avance serio de la raqueta hacia adelante, sin un swing y un giro significativo del cepillo (y, en consecuencia, de la raqueta). Se aprovecha la reserva de energía que le da a la pelota el impacto del oponente. El ángulo de inclinación de la raqueta hacia adelante se selecciona empíricamente por separado para cada tipo de rotación "- por separado para recibir rollos, por separado para recibir topspins, por separado para recibir cortes. Incluso para varios tipos de rolls, topspins y cortes, es necesario para elegir el ángulo de la raqueta realizando golpes a derecha e izquierda con un soporte.

2. Roll-on es un golpe en el que la raqueta se inclina hacia delante del jugador y, como si acariciara la pelota desde arriba, la hace girar durante el vuelo. El rebote de tal golpe es alto y agudo.

Rollo corto: el contacto de la pelota con la raqueta se produce por encima de la mesa, sucede que está muy cerca de la red. El movimiento de la mano debe ser muy rápido. El golpe generalmente se realiza en el despegue, este rollo a menudo se llama rápido.

El rollo largo es un tipo de golpe de derecha en el que el contacto entre la pelota y la raqueta se produce relativamente lejos del borde posterior de la mesa.

3. Una "vela" es un tiro a una pelota que ha rebotado muy por encima de la red. La pelota late en el punto más alto de despegue. En la práctica, tal bola no se refleja.

4. Un corte es un golpe que imparte un giro inferior a la pelota. Su trayectoria de vuelo es baja aquí.

Esta recepción aparentemente modesta de la tecnología afecta en gran medida el curso del juego. Te permite reducir la posibilidad de atacar al enemigo e incluso "apagar" por completo el ataque del oponente.

Tanto el principiante como los campeones del mundo utilizan este golpe. Y a menudo depende de la calidad del corte (cortar el corte, "swing") si el oponente podrá actuar libremente en la mesa. Lo mejor es golpear la pelota lo antes posible, preferiblemente a medio vuelo o incluso antes, por así decirlo, para literalmente "raspar" la pelota tan pronto como toque la superficie de la mesa. Es necesario enviar la pelota el mayor tiempo posible, es deseable que la pelota, después de rebotar en el lado del oponente, salga volando de la mesa, alejando así al oponente de la mesa. Los golpes se realizan, como en el socavado habitual, debido al balanceo activo y la extensión del brazo en la articulación del codo con el antebrazo, pero el golpe se realiza en la parte inferior de la pelota, la raqueta pasa completamente debajo de la pelota. Si sigue todas estas recomendaciones, puede proporcionar una fuerte rotación a la baja.

5. Top spin - significa el top spin "alto". La pelota, que ha recibido una rotación superior súper fuerte, tiene una trayectoria de vuelo más curva, vuela más lentamente, pero al interactuar con la mesa y la raqueta, tiene un rebote rápido e inesperado, es más fácil controlarla y golpear el deseado. punto sobre la mesa de forma más fiable.

6. Undercut: se utiliza para desviar los golpes fuertes del oponente: carreras, top spins, golpes finales y golpes realizados a distancias medias y lejanas de la mesa.

CORTE DERECHO

Antes del impacto, el atleta toma una posición girada a la derecha, el pie derecho mira de punta a la derecha, el pie del pie izquierdo está ligeramente girado a la derecha. Los hombros también están desplegados: el hombro derecho está reservado para balancearse hacia la derecha, hacia atrás y hacia arriba; el hombro derecho antes del golpe está ligeramente más alto que el izquierdo. En el momento del impacto, el ángulo entre el hombro y el cuerpo es de 35 grados, el ángulo del brazo en la articulación del codo es agudo.

El swing se realiza principalmente con el antebrazo hacia arriba debido a la flexión del brazo en el codo, la punta de la raqueta se levanta hacia arriba. En general, el antebrazo en este golpe juega el papel de un mecanismo de percusión, el movimiento acelerado del antebrazo, realizado debido a la vigorosa extensión del brazo en el codo, se asemeja a un golpe con un martillo en la cabeza de un clavo.

El codo se baja, pero no se presiona contra el cuerpo.

Durante el golpe, la mano gira (¡no da vuelta!) la raqueta desde una posición en la que la raqueta se inclina hacia atrás hasta una posición casi horizontal, golpeando la mitad inferior de la espalda y la parte inferior de la pelota.

El hombro se mueve hacia adelante desde la posición trasera y asegura el movimiento hacia adelante de la raqueta.

El torso transfiere el centro de gravedad del cuerpo de la pierna derecha a la izquierda, proporcionando así un movimiento adicional hacia delante de la raqueta y aumentando la aceleración. El hombro derecho al final del golpe está delante y debajo del izquierdo.

Para que un socavado de derecha se vuelva desagradable para el oponente, rápido, agudo, obligando a jugar pasivamente, se deben cumplir dos condiciones: la primera es ejecutar el golpe estrictamente frente al cuerpo del atleta, la segunda es combinar la aceleración del antebrazo y la transferencia del centro de gravedad del cuerpo.

La secuencia de entrada de partes individuales del brazo y el torso en el golpe es la misma: mano, luego antebrazo, hombro, torso.

Si en el momento en que la pelota y la raqueta hacen contacto, el ángulo entre el hombro derecho y el cuerpo es inferior a 30 grados, entonces el atleta está demasiado cerca de la pelota y es necesario "moverse" hacia la izquierda. Si en el momento en que la pelota y la raqueta hacen contacto, el ángulo entre el hombro derecho y el cuerpo es mayor de 60 grados, o el ángulo del brazo en la articulación del codo es obtuso, esto significa que el atleta está demasiado lejos de la pelota. y es necesario moverse hacia la derecha, acercarse a la pelota.

CORTE IZQUIERDO

Antes del golpe, el atleta toma una posición frente a la mesa. El pie de la pierna izquierda está ligeramente girado hacia la izquierda. El hombro derecho está ligeramente más alto que el izquierdo.

El hombro derecho está en una posición baja relajada, casi tocando el cuerpo. La ausencia de tensión en el hombro es fácil de comprobar: si el antebrazo está apartado del cuerpo con el codo hacia adelante, entonces está tenso.

En el momento del impacto, el ángulo de flexión en la articulación del codo es agudo. El swing obligatorio se realiza principalmente con el antebrazo, hacia arriba, doblando el brazo por el codo, la punta de la raqueta se levanta al hacer el swing hacia arriba.

Cuando se golpea, hay una extensión intensiva del brazo en la articulación del codo y la continuación del movimiento de la mano en la dirección del impacto para dar a la pelota la máxima velocidad y rotación.

El antebrazo también juega el papel de un mecanismo de percusión en este golpe, el movimiento acelerado del antebrazo le da a la pelota velocidad y carácter ofensivo.

La mano, durante el contacto entre la pelota y la raqueta, gira (¡no voltea!) la raqueta desde la posición en que está inclinada hacia atrás hasta una posición casi horizontal, golpeando la mitad inferior de la espalda y la parte inferior de la pelota.

El hombro se mueve hacia adelante desde la posición trasera y asegura el movimiento hacia adelante de la raqueta.

El torso transfiere el centro de gravedad del cuerpo de la pierna trasera (generalmente izquierda) a la delantera (generalmente derecha); preste especial atención a esto, lo que proporciona un avance adicional de la raqueta hacia adelante, aumentando la aceleración.

El hombro derecho al final del golpe está delante y debajo del izquierdo.

El socavado izquierdo es desagradable para el oponente, rápido, agudo, bajo las siguientes condiciones: primero, el golpe se realiza directamente frente al jugador (como tuvieron que explicar los niños, justo frente al emblema en el pecho), y esto requiere un trabajo de pies serio. tomar una posición directamente detrás de la pelota con cada golpe, incluso cuando refleja golpes oblicuos hacia la izquierda; el segundo es combinar en el tiempo la aceleración del antebrazo (extensión vigorosa del brazo en el codo) y la transferencia del centro de gravedad del cuerpo.

La secuencia de entrada de partes individuales del brazo y el cuerpo en el golpe es la misma: mano, antebrazo, hombro, torso. Si en el momento en que la pelota y la raqueta hacen contacto, la pelota está a la izquierda del atleta y - el atleta estira su brazo para desviar el golpe, esto significa que el atleta debe moverse hacia la izquierda.

Si, en el momento en que la pelota y la raqueta entran en contacto, el atleta se ve obligado a mover el codo hacia la derecha del cuerpo para parar el golpe, esto significa que el atleta debe moverse hacia la derecha.

NUEVE PRINCIPIOS DEL GOLPE

Es común estudiar las huelgas de los principales actores en fotografías, películas, videos. Pero todos estos "gramos" dan una idea solo del patrón externo del golpe, y es imposible mostrar muchos matices de juego extremadamente importantes en tales fotos, películas y videogramas. A continuación se muestran los principios para realizar golpes que no son visibles o que se ven mal en la imagen, pero que determinan en gran medida la eficacia de los golpes en el tenis de mesa.

Estos principios son válidos para cualquier tipo de golpe ofensivo o defensivo. Un golpe realizado de acuerdo con estos principios es el más confiable en términos de precisión, es el más peligroso para el oponente en términos de una serie de características: la velocidad de la pelota, la fuerza y la velocidad de rotación.

* Primero, tome una posición de choque, y solo luego ejecute un golpe.
* Cada golpe se realiza frente al cuerpo.
* Cada golpe debe realizarse en el punto más alto del rebote de la pelota.
* El movimiento de la raqueta debe dirigirse hacia adelante tanto como sea posible.
* Cada bola debe girar conscientemente.

* Cuando la raqueta toca la pelota, no es la velocidad absoluta de la mano y la raqueta lo que importa, sino la magnitud de la aceleración.

* El peso del cuerpo durante el golpe debe transferirse de la pierna de atrás a la pierna de adelante.

* La transferencia del peso corporal y la aceleración del movimiento de impacto deben coincidir en el tiempo.

* Cada golpe debe tener un backswing.

Es erróneo, por supuesto, creer que la implementación de tres o cuatro de estos principios garantiza una calidad de impacto bastante decente. Todos ellos, estos principios están estrechamente conectados entre sí. Sólo la observancia exacta de todos estos puntos fundamentales garantiza la verdadera posesión y control de la tecnología. Solo el patrón externo de un golpe de un atleta puede diferir del patrón externo del mismo golpe de otro; después de todo, cada uno tiene sus propias características morfológicas y de velocidad.

El conocimiento, la comprensión y la asimilación de los principios básicos para ejecutar un golpe aseguran la formación de una técnica de juego individual y estable. En el aspecto técnico, el juego, precisamente, consiste en "no dar" la oportunidad al enemigo de realizar un ataque en condiciones ideales, de conformidad con todos los principios fundamentales, y proporcionarse tal oportunidad tanto como sea posible. .

PRINCIPIO UNO

PRIMERO PONTE EN POSICIÓN PARA EL PUÑETAZO Y SOLAMENTE LUEGO PON EL PUÑETAZO.

Un golpe, en esencia, siempre comienza con los pies, y no con las manos. Esto en realidad no es muy típico de las acciones humanas ordinarias en la vida cotidiana, y requiere el cultivo de una habilidad especial. Por supuesto, la observancia exacta de la primera principio requiere una muy alta calidad de juego de pies, y técnicamente impecable y en términos de velocidad - muy rápido. La calidad de la huelga se reduce considerablemente si se realiza sobre la marcha. Golpear en movimiento, esforzarse por alcanzar pelotas inclinadas con el brazo o el torso son violaciones de este primer principio.

PRINCIPIO DOS

CADA GOLPE DEBE REALIZARSE DELANTE DEL CUERPO DEL JUGADOR.

Está al frente, no al costado, no detrás. El cumplimiento de este principio garantiza la actividad de todos los golpes, facilita el avance máximo de la raqueta hacia adelante, le permite enviar la pelota hacia adelante a lo largo de la trayectoria más corta.

PRINCIPIO TRES

CADA GOLPE DEBE REALIZARSE EN EL PUNTO MÁS ALTO DE LA PELOTA.

En cualquier caso, esto debe ir encaminado, porque:

- desde este punto es siempre el más corto en cuanto a la longitud del camino, y por tanto, en cuanto a la duración del vuelo de la pelota, la distancia, lo que determina la reducción del tiempo que le queda al enemigo para prepararse para la respuesta;
- en el punto más alto del rebote, la pelota gira mucho menos que en otras etapas de su vuelo, y el giro tiene menos efecto en el golpe;
- golpear la pelota en el punto más alto de su rebote proporciona el máximo movimiento hacia adelante de la raqueta.

PRINCIPIO CUATRO

EL MOVIMIENTO DE LA RAQUETA DEBE SER MAXIMO HACIA ADELANTE.

Al alargar, estirar el contacto de la pelota con la raqueta (especialmente al recibir entradas), puede imponer de manera más confiable "su" rotación sobre la pelota. No se trata en absoluto de alargar el golpe en el tiempo, sino únicamente de aumentar la longitud de la trayectoria de interacción entre la pelota y la raqueta, pero en una unidad de tiempo corta.

PRINCIPIO CINCO

CADA PELOTA DEBE GIRAR CONSCIENTEMENTE.

El cumplimiento de este principio garantiza que la pelota vuele a lo largo de una trayectoria curva confiable, y no entrará en la red, porque. la pelota tiene un margen de altura por encima de la red, y es más probable que golpees la mesa que con un vuelo rectilíneo de la pelota. Además, incluso cuando te retrasas en tus movimientos, incluso cuando no puedes seguir por completo todos los demás principios de golpear, hacer girar la pelota dificulta que el oponente haga golpes fuertes.

PRINCIPIO SEIS

EN EL CONTACTO DE LA RAQUETA CON LA PELOTA, NO ES LA VELOCIDAD ABSOLUTA DEL BRAZO Y DE LA RAQUETA, SINO QUE ES IMPORTANTE EL VALOR DE LA ACELERACIÓN.

La velocidad inicial del acercamiento de la raqueta a la pelota aumenta muchas veces durante un golpe competente. En los años 70, los estudios del científico de Minsk A.L. Weinstein demostraron cómo aumenta la velocidad de los jugadores altamente calificados durante el golpe. Por ejemplo, con el famoso golpe de derecha del sueco C. Johansson, que tronó en los años setenta, la velocidad de la raqueta aumentó durante el golpe en 128 (!) veces, al ejecutar el no menos famoso golpe de ataque con la izquierda por S Gomozkov, por 26 veces.

La aceleración (un aumento de la velocidad de impacto final con respecto a la inicial) puede alcanzar una cifra elevada no solo por un aumento de la velocidad final - después de todo, las posibilidades de aumentar la velocidad final no son ilimitadas, sino también por un disminución razonable de la inicial. Por cierto, la velocidad inicial relativamente baja del movimiento de impacto le permite evaluar con calma, sin problemas, la situación del juego y la posición del enemigo y, si es necesario, controlar activamente la dirección, la velocidad y la naturaleza de la rotación en el último momento. . En todos los casos, la velocidad de movimiento de la mano y de la raqueta debe ser tal que pueda aumentarse significativamente.

PRINCIPIO OCHO

LA TRANSFERENCIA DE PESO CORPORAL Y LA ACELERACIÓN DEL MOVIMIENTO DE IMPACTO DEBEN COINCIDIR EN EL TIEMPO.

Es esta combinación de tiempo la que le permitirá realizar golpes rápidos y al mismo tiempo fuertemente retorcidos. Exteriormente en el juego, tales golpes tienen un sonido de clic y visualmente se ven ligeros y relajados. Si, por el contrario, la transferencia del peso corporal y la aceleración "parten", los golpes se ven pesados y torpes.

PRINCIPIO NUEVE

CADA GOLPE DEBE TENER UN SWING.

El cumplimiento de este principio le permite tener una velocidad inicial con cada impacto, que puede aumentar en el futuro. Y un golpe sin columpio no es del todo adecuado (a veces, de esta manera, intentan "disfrazar" sus acciones). Jugar sin swing conduce al hecho de que la velocidad de la raqueta al comienzo del golpe es cercana a cero, y es difícil aumentarla, y los golpes se realizan principalmente debido a la reserva de energía de la pelota entrante. Los columpios pueden ser muy diferentes en forma (apariencia), tamaño y velocidad. Es importante que se aseguren los ángulos y velocidades correctos cuando la pelota y la raqueta hacen contacto.

Como en cualquier juego, las reglas del tenis de mesa tienen como objetivo hacer que el proceso sea interesante, minimizando los puntos controvertidos, haciendo que la competencia sea clara y correcta.

En resumen, me gustaría señalar que en la actualidad la gente sabe y le encanta jugar al tenis de mesa. La experiencia demuestra que el tenis de mesa es un placer para ellos. La efectividad de estas clases será mucho mayor si una persona domina la técnica racional y las tácticas del juego. Un acercamiento flexible a una persona, el uso activo de ayudas visuales y la demostración también conducen a un efecto positivo en el aprendizaje. Las clases deben contener tanto como sea posible algo nuevo.

Para desarrollar y mejorar la velocidad de reacción y la capacidad de observar el vuelo de la pelota, se pueden utilizar los siguientes ejercicios:

1. El entrenador (o compañero) cambia constantemente el ritmo de los golpes y la velocidad de la pelota. El atleta entrenado responde a un ritmo determinado, por ejemplo, todas las pelotas son reflejadas por él solo exactamente en el punto más alto del rebote de

la pelota (o solo desde un medio vuelo, o solo en una bola que cae, etc.). El ejercicio puede ser complicado: por ejemplo, se da una tarea - a una cierta velocidad de vuelo de la pelota, responder a un ritmo condicionado (digamos, a todos los golpes rápidos - responder con golpes en el punto más alto del rebote de la pelota, y para todas las pelotas que vuelan lentamente - con tiros de media mosca, etc.).

2. El entrenador (o compañero) cambia constantemente la naturaleza de la rotación, la longitud del vuelo de la pelota, las pelotas "cortadas" se alternan con rollos, montañas rusas y golpes planos. Al mismo tiempo, el alumno debe responder a todos estos golpes con golpes precisos de la pelota a un ritmo uniforme. El ejercicio puede complicarse y diversificarse ofreciendo responder a un determinado tipo de rotación con un determinado tipo de ataque de represalia. Por ejemplo, está estipulado que el atleta debe responder a todas las pelotas recortadas con un top spin, a todos los golpes con top-rotation - counterrolls, etc. Entrenar la velocidad de reacción ante un cambio en la naturaleza de la rotación es mucho más productivo e interesante si la condicionalidad de las acciones de respuesta no es abstracta, sino que conlleva una orientación táctica.

3. El entrenador (o compañero) envía pelotas que son diferentes en la dirección del vuelo, mientras crea las condiciones más difíciles para que el estudiante responda: la dirección de la pelota cambia arbitrariamente con cada golpe. Al mismo tiempo, se crean condiciones más fáciles para que el entrenador (compañero) lo derrote: las pelotas se le envían en su lado más fuerte. El entrenador (compañero) en este ejercicio debe mostrar el máximo ingenio y, diría yo, agudeza en la elección de las direcciones de sus golpes. Solo los movimientos no estándar, "no estampados" (que son difíciles de predecir) contribuyen realmente a mejorar la observación y la velocidad de reacción ante un cambio en la dirección del vuelo de la pelota. Al mismo tiempo, debe recordarse que, a menudo, la mayor dificultad no son tanto las bolas que se alternan en diferentes direcciones, sino los golpes repetidos inesperadamente en el mismo lugar.

Los ejercicios relacionados con cambiar la dirección del vuelo de la pelota pueden (y deben) diversificarse y complicarse estableciendo dificultades adicionales para el alumno de antemano: puede, por ejemplo, bajar la red, lo que agudizará las acciones del entrenador (compañero) , especialmente elevar la pelota a mayor altura para que el entrenador (o compañero) pueda golpear con más fuerza.

Cuando se entrena una reacción a un cambio en la dirección del vuelo de la pelota, aumentan los requisitos para observar la pelota en el momento de su contacto con la raqueta del oponente. Después de todo, si la velocidad y la naturaleza de la rotación de la pelota pueden evaluarse no solo con la ayuda de un analizador visual, sino también con la ayuda de, por ejemplo, uno auditivo, entonces al determinar la dirección del vuelo de la pelota, (la pelota) debe ser VER, vista lo antes posible, solo esto determinará la elección correcta de las acciones de respuesta.

La efectividad de todos los ejercicios anteriores aumenta considerablemente a medida que se acercan al juego, al entorno competitivo. Extremadamente efectivo es el juego en el marcador, en el que un atleta ataca en cualquier dirección y el otro envía todas las bolas a una mitad dada de la mesa, mientras que todo el juego, incluidos los servicios, se contrarresta. La práctica muestra que en un ejercicio de juego de este tipo, una desventaja de siete a ocho puntos es suficiente para igualar las condiciones de juego de dos jugadores aproximadamente iguales.

Es bastante difícil combinar el entrenamiento de todo tipo de reacciones a la vez (cambiar la velocidad de la pelota, cambiar la naturaleza de la rotación, cambiar la dirección del vuelo de la pelota) es bastante difícil, por lo que debe entrenar gradualmente tipos individuales de reacciones, luego introduzca en el proceso de entrenamiento ejercicios que combinen el entrenamiento de dos tipos de reacciones, en varias combinaciones, y solo después de eso proceda a un entrenamiento complejo de la velocidad de reacción.

Ampliar y mejorar los métodos de entrenamiento de la velocidad de reacción y la capacidad de observar la pelota y las acciones preparatorias del oponente es una de las principales formas de mejorar en el tenis de mesa, un juego en el que el TIEMPO de parar los golpes se está convirtiendo cada vez más en un problema. factor decisivo.

La singularidad de la tecnología de tenis de mesa de mi autor radica, en primer lugar, en el hecho de que le permite mejorar las habilidades motoras tanto gruesas como finas de los músculos, fortalece la articulación del hombro, bíceps, tríceps, así como los músculos de las manos, es decir , tiene un complejo efecto curativo. En segundo lugar, de acuerdo con la tecnología de este autor único, se pueden realizar entrenamientos para varios grupos de atletas, ya que tiene un efecto en el aumento de la velocidad de reacción. Los aprendices pueden ser boxeadores y kickboxers que se desempeñan profesionalmente y entrenan regularmente sus reacciones. Cabe señalar que por el momento el deporte más rápido es el tenis de mesa, ya que aquí se alcanzan las mayores velocidades durante el juego. Esto indica no solo la singularidad, sino también el uso generalizado del tenis de mesa,

Cuando un jugador tiene en cuenta constantemente el panorama general del partido y cuenta los puntos en el marcador: está dirigiendo, analiza posibles tácticas, mientras sigue mirando constantemente la pelota, sin perderla de vista ni siquiera por una fracción de tiempo. un segundo, y el juego va a una velocidad increíble. La máxima concentración de atención es un componente necesario para el éxito en el tenis de mesa. Por lo tanto, se recomienda a los niños que jueguen tenis de mesa regularmente para aumentar su atención.

LISTA DE LITERATURA UTILIZADA, INFORMACIÓN DE PATENTES Y LICENCIAS

ANEXO 1

Patente de Estados Unidos **10,065,068**
wilson **4 de septiembre de 2018**

Aparato de rehabilitación de tobillo ajustable

Abstracto

Diversas realizaciones proporcionan un dispositivo de rehabilitación de tobillo ajustable para rehabilitar ligamentos desgarrados asociados con un esguince de tobillo. El dispositivo de rehabilitación puede incluir una plataforma plana asegurada a un zapato, y un riel de equilibrio unido de manera ajustable a la parte inferior de la plataforma y que se extiende de adelante hacia atrás. El riel de equilibrio está configurado para colocar selectivamente una cantidad deseada de tensión en el músculo medial o, alternativamente, en el músculo lateral ajustando el riel de equilibrio de lado a lado. El dispositivo puede incluir sujetadores ajustables para asegurar el riel de equilibrio en una posición deseada adyacente a la parte inferior de la plataforma.

APÉNDICE 2

Patente de Estados Unidos **9,616,283**
Heineck, et al. **11 de abril de 2017**

Dispositivo terapéutico

Abstracto

Se proporciona un dispositivo terapéutico de bajo estrés utilizando placas de pie y rieles de guía que tienen superficies de seguimiento operativas de bajo coeficiente de fricción soportadas por una plataforma. El dispositivo incluye un estabilizador de riel equipado con un rebaje o ranura que se extiende longitudinalmente y una placa de pie montada de manera deslizable que tiene en su parte inferior un saliente longitudinal retenido de manera deslizable dentro del rebaje del riel. El dispositivo terapéutico puede estar diseñado para operar bajo una tensión relativamente sin esfuerzo con un bajo coeficiente de fricción. El dispositivo terapéutico es útil para el reemplazo de rodilla, las víctimas de accidentes cerebrovasculares, la reparación del LCA y otros tratamientos terapéuticos que requieren un esfuerzo de movimiento inicial nominal para la rehabilitación. El dispositivo se puede proporcionar como un dispositivo de uno o dos pies de un peso ligero particularmente útil en una posición sentada o acostada del paciente.

APÉNDICE 3

Patente de Estados Unidos **9,532,916**
Tsui, et al. **3 de enero de 2017**

Dispositivo portátil de asistencia eléctrica para rehabilitación de manos

Abstracto

Un dispositivo de asistencia eléctrica portátil para la rehabilitación de la mano incluye un aparato ortopédico para la mano que tiene una plataforma externa y una plataforma interna conectada y espaciada hacia el interior de la plataforma externa. Los conjuntos de cinco dedos están montados de manera ajustable y se extienden desde el extremo distal de la plataforma externa. Cada ensamblaje de dedo incluye un ensamblaje de seguidor proximal para una articulación metacarpofalángica. Se utilizan cinco motores para accionar los conjuntos de cinco dedos respectivamente. Cada motor está montado muy cerca de la plataforma externa y tiene un extremo conectado a la plataforma externa y otro extremo acoplado a su seguidor proximal mediante una rótula para facilitar la transferencia de fuerza y minimizar la tensión mecánica en las otras partes del motor. dispositivo.

APÉNDICE 4

Patente de Estados Unidos **7,255,619**
Rasmussen **14 de agosto de 2007**

Dispositivo acuático de resistencia variable y métodos de uso del mismo.

Abstracto

Un dispositivo acuático se puede utilizar en un entorno acuático para una variedad de propósitos, como fisioterapia, rehabilitación y/o ejercicio. El dispositivo acuático permite a una persona simular un ciclo de marcha caminando o corriendo en el medio ambiente acuático, reduciendo el estrés/esfuerzo asociado con caminar o correr en el suelo. Un dispositivo acuático incluye un miembro receptor de pies acoplado rotacionalmente a un miembro de aleta. El miembro de aleta, cuando está en una posición extendida, proporciona mayor resistencia cuando la persona intenta caminar o correr en el entorno acuático.

Durante un paso de andar o correr, el miembro de aleta se mueve a una posición plegada, reduciendo así la resistencia del agua sobre el dispositivo acuático. El dispositivo acuático es adaptable y modificable para tener diferentes formas, diseños, tamaños, niveles de resistencia y/u otros aspectos.

APÉNDICE 5

Patente de Estados Unidos **6,056,613**
Lucio **2 de mayo de 2000**

Dispositivo de flotación polivalente con fines recreativos, de ejercicio, de instrucción y de rehabilitación

Abstracto

Una forma recientemente popular de ejercicio y terapia, los dispositivos de ejercicio acuático presentan condiciones operativas únicas para el cuerpo debido a su uso de resistencia al agua y su flotabilidad. Al hacer un uso adecuado de la resistencia al agua, estos dispositivos pueden proporcionar al cuerpo un excelente entrenamiento muscular y cardiovascular, al mismo tiempo, la flotabilidad que ofrecen estos dispositivos elimina el estrés y las lesiones asociadas con el impacto discordante de ejercicios en tierra como correr y aeróbicos. . También es un objeto de la presente invención proporcionar un dispositivo de ejercicio acuático que sea una unidad singular. El inventor comenzó a asistir a una clase de aeróbic acuático en 1995 por motivos de salud. Hacer ejercicio en el agua eliminó la mayor parte del dolor del movimiento, pero la inventora descubrió que todavía se estaba lastimando. Ella buscó alcanzar un estado verdaderamente ingrávido para acondicionar su cuerpo. Probó los diversos dispositivos proporcionados por las instalaciones de la piscina, pero ninguno resultó efectivo para lograr el entrenamiento sin impacto que estaba decidida a encontrar. Con un problema que resolver, el inventor experimentó, modificó y diseñó un dispositivo de flotación nuevo y mejorado que es singularmente diferente en su adaptabilidad a numerosas aplicaciones. Esta invención, un dispositivo de flotación singularmente diferente, va más allá de los diseños restrictivos de la técnica anterior diseñados para abordar uno u otro aspecto de la seguridad, el ejercicio, la rehabilitación o la recreación acuáticos. Esta invención se adapta al uso en una multitud de expresiones del yoga acuático, una sinergia única de la antigua cultura oriental y la tecnología moderna; a ejercicios aeróbicos acuáticos que incorporan actividades de mejora cardiovascular; rehabilitación de lesiones físicas o enfermedades; así como abordar los aspectos básicos de la seguridad en el agua y aprender a nadar. Un dispositivo de flotación para diversos ejercicios, instrucción, rehabilitación, fines terapéuticos y/o recreativos; esta invención proporciona soporte de flotación como ningún otro producto en el mercado debido a su diseño y flexibilidad únicos y al número múltiple de formas en las que se puede utilizar.

Con esta invención es posible flotar en posición supina, moviéndose a través de varios movimientos de relajación y estiramientos de yoga acuático; montarlo como un asiento de bicicleta; siéntate en él como un columpio; envuélvalo alrededor del torso y sujételo para ejercicios en aguas profundas y/o para aquellos que se sienten incómodos en el agua, pero que deben hacerlo por motivos de salud y/o rehabilitación; sosténgalo con las manos; deslícelo debajo de los brazos, de adelante hacia atrás o de atrás hacia adelante; todo para moverse a través de diversos ejercicios para la salud, la rehabilitación y la diversión. La variación se utiliza para proporcionar una flotación superior en un estilo de clip. Con esta invención asegurada alrededor del torso, arriba del pecho y alrededor de la parte posterior del cuello, el usuario no tiene soporte para las manos. Mientras usa la invención, el usuario puede flotar hacia adelante para nadar y aprender brazadas; pisar el agua en posición vertical; y/o flotar en decúbito supino; todos con rango completo de movimiento de extremidades y/o torso. Esta variación de la invención se puede utilizar en instrucción de natación, seguridad en piscinas, rehabilitación, recreación, instrucción y seguridad general junto a piscinas. el usuario cuenta con apoyo sin manos. Mientras usa la invención, el usuario puede flotar hacia adelante para nadar y aprender brazadas; pisar el agua en posición vertical; y/o flotar en decúbito supino; todos con rango completo de movimiento de extremidades y/o torso. Esta variación de la invención se puede utilizar en instrucción de natación, seguridad en piscinas, rehabilitación, recreación, instrucción y seguridad general junto a piscinas. el usuario cuenta con apoyo sin manos. Mientras usa la invención, el usuario puede flotar hacia adelante para nadar y aprender brazadas; pisar el agua en posición vertical; y/o flotar en decúbito supino; todos con rango completo de movimiento de extremidades y/o torso. Esta variación de la invención se puede utilizar en instrucción de natación, seguridad en piscinas, rehabilitación, recreación, instrucción y seguridad general junto a piscinas.

APÉNDICE 6

Patente de Estados Unidos	**5,476,429**
Bigelow, et al.	**19 de diciembre de 1995**

Cinta de correr para uso con silla de ruedas

Abstracto

Un dispositivo de ejercicio para el ocupante de una silla de ruedas que actúa como una cinta rodante que puede usarse para pruebas de esfuerzo cardíaco, rehabilitación cardíaca o de accidentes cerebrovasculares, entrenamiento físico, entrenamiento aeróbico o juegos educativos/físicos, con el dispositivo que incluye una rampa generalmente inclinada que tiene lados paralelos, una parte de entrada delantera, una plataforma rodante móvil montada sobre rieles a los lados de la rampa, la plataforma rodante tiene un par de placas de captura de ruedas móviles lateralmente con aberturas para recibir las ruedas delanteras de una silla de ruedas y varillas angulares que cooperan con las ruedas motrices de la silla de ruedas que actúan para ajustar la separación lateral de dichas placas, medios de bloqueo para que la plataforma rodante la retenga en su posición delantera, medios de bloqueo separados para bloquear la plataforma rodante en su posición trasera cuando una silla de ruedas se ha movido sobre la rampa a la posición operativa,un par de aberturas agrandadas adyacentes al borde trasero de la rampa, y un par de rodillos móviles longitudinalmente debajo de la rampa y movibles entre una posición trasera retraída que permite que las ruedas motrices de la silla de ruedas se reciban parcialmente en las aberturas y una posición delantera debajo de las ruedas motrices para engranar y levantar las ruedas motrices para que el usuario pueda girar manualmente las ruedas motrices de la silla de ruedas para hacer girar los rodillos y proporcionar señales a un aparato de control para el tipo deseado de entrenamiento, prueba o rehabilitación.y un par de rodillos móviles longitudinalmente debajo de la rampa y móviles entre una posición trasera retraída que permite que las ruedas motrices de la silla de ruedas se reciban parcialmente en las aberturas y una posición delantera debajo de las ruedas motrices para engranar y levantar las ruedas motrices para que el usuario pueda manualmente girar las ruedas motrices de la silla de ruedas para hacer girar los rodillos y proporcionar señales a un aparato de control para el tipo deseado de entrenamiento, prueba o rehabilitación.y un par de rodillos móviles longitudinalmente debajo de la rampa y móviles entre una posición trasera retraída que permite que las ruedas motrices de la silla de ruedas se reciban parcialmente en las aberturas y una posición delantera debajo de las ruedas motrices para engranar y levantar las ruedas motrices para que el usuario pueda manualmente girar las ruedas motrices de la silla de ruedas para hacer girar los rodillos y proporcionar señales a un aparato de control para el tipo deseado de entrenamiento, prueba o rehabilitación.

APÉNDICE 7

Solicitud de patente de los Estados Unidos	**20130261514**
Tipo de código	**A1**
TSUI; Michael Kam Fai; et al.	**3 de octubre de 2013**

DISPOSITIVO PORTÁTIL DE ASISTENCIA PARA LA REHABILITACIÓN DE LA MANO

Abstracto

Un dispositivo de asistencia eléctrica portátil para la rehabilitación de la mano incluye un aparato ortopédico para la mano que tiene una plataforma externa y una plataforma interna conectada y espaciada hacia el interior de la plataforma externa. Los conjuntos de cinco dedos están montados de manera ajustable y se extienden desde el extremo distal de la plataforma externa. Cada ensamblaje de dedo incluye un ensamblaje de seguidor proximal para una articulación metacarpofalángica. Se utilizan cinco motores para accionar los conjuntos de cinco dedos respectivamente. Cada motor está montado muy cerca de la plataforma externa y tiene un extremo conectado a la plataforma externa y otro extremo acoplado a su seguidor proximal mediante una rótula para facilitar la transferencia de fuerza y minimizar la tensión mecánica en las otras partes del motor. dispositivo.

APÉNDICE 8

Solicitud de patente de los Estados Unidos	**20120329611**
Tipo de código	**A1**
Bouchard; Bagazo; et al.	**27 de diciembre de 2012**

Método y dispositivo motorizado de rehabilitación de la parte inferior del cuerpo

Abstracto

Se describe un aparato y método de rehabilitación motorizado para personas discapacitadas, deterioradas o lesionadas, que entrena una marcha adecuada, aumenta el flujo sanguíneo, alivia el estrés y reacondiciona los músculos y las articulaciones de la parte inferior del cuerpo. El dispositivo comprende una bicicleta estacionaria motorizada que tiene un asiento, empuñaduras y pedales giratorios que reciben la entrada de un motor eléctrico y la entrada del usuario. El dispositivo incluye además un par de aparatos ortopédicos para muslos que están conectados entre sí entre los muslos del usuario a través de un eslabón articulado y una cadena que controla y entrena las extremidades de un individuo a través de la rotación del pedal. El método divulgado combina además el presente dispositivo de bicicleta para rehabilitación junto con estímulos visuales en forma de una pantalla de televisión tridimensional que estimula las endorfinas,

APÉNDICE 9

Solicitud de patente de los Estados Unidos	**20070093153**
Tipo de código	**A1**
Rasmussen; scott k	**26 de abril de 2007**

Dispositivo acuático de resistencia variable y métodos de uso del mismo.

Abstracto

Un dispositivo acuático se puede utilizar en un entorno acuático para una variedad de propósitos, como fisioterapia, rehabilitación y/o ejercicio. El dispositivo acuático permite a una persona simular un ciclo de marcha caminando o corriendo en el medio ambiente acuático, reduciendo el estrés/esfuerzo asociado con caminar o correr en el suelo. Un dispositivo acuático incluye un miembro receptor de pies acoplado rotacionalmente a un miembro de aleta. El miembro de aleta, cuando está en una posición extendida, proporciona mayor resistencia cuando la persona intenta caminar o correr en el entorno acuático. Durante un paso de andar o correr, el miembro de aleta se mueve a una posición plegada, reduciendo así la resistencia del agua sobre el dispositivo acuático. El dispositivo acuático es adaptable y modificable para tener diferentes formas, diseños, tamaños, niveles de resistencia y/u otros aspectos.

APÉNDICE 10

Solicitud de patente de los Estados Unidos	**20060211937**
Tipo de código	**A1**
Eldridge; Roberto	**21 de septiembre de 2006**

Prenda para facilitar el uso de un dispositivo monitor portátil

Abstracto

Una prenda configurada para sujetar un dispositivo médico portátil y, más concretamente, una prenda superior modificada para sujetar, asegurar y ocultar un monitor cardíaco al tiempo que permite un acceso fácil y discreto a los puntos de derivación cardíacos de un paciente. La prenda dispone de un bolsillo exterior para monitor. Tiene además una pluralidad de aberturas para permitir la fijación de cables de monitor en un paciente sin necesidad de quitarse la prenda. Las aberturas también pueden tener medios de cierre. La prenda proporciona modestia, comodidad, durabilidad y una apariencia atractiva. La prenda se puede configurar para su uso en todas las situaciones de rehabilitación cardíaca, incluidas las pruebas de esfuerzo y ejercicio. Toda la prenda está hecha de materiales transparentes a los rayos X.

APÉNDICE 11

Solicitud de patente de los Estados Unidos	**20060142680**
Tipo de código	**A1**
Iarocci; miguel antonio	**29 de junio de 2006**

Asistencia activa para el tobillo, la rodilla y otras articulaciones humanas.

Abstracto

Un dispositivo humano de asistencia articular que aplica un par de torsión en la articulación para ayudar a las fuerzas de esfuerzo fisiológico, que es la tarea de carga de la articulación y los músculos, tendones y ligamentos circundantes. La aplicación de este dispositivo reduce el requisito de fuerza de esfuerzo fisiológico y puede ajustarse con respecto al nivel de asistencia para adaptarse al problema asociado con el movimiento articular y es útil para la rehabilitación articular y las actividades deportivas. Entre otras cosas, esto da como resultado una reducción de la fuerza de esfuerzo físico de una manera que facilita la extensión de las palancas (huesos largos) asociadas con la extensión contra una resistencia determinada. Por ejemplo, ponerse de pie desde una posición en cuclillas con la ayuda de este dispositivo reduce el estrés en los miembros fisiológicos asociados con la articulación de las articulaciones.

APÉNDICE 12

Solicitud de patente de los Estados Unidos	**20180001172**
Tipo de código	**A1**
SUTTA; Pedro; et al.	**4 de enero de 2018**

ESTRUCTURA DE ELEMENTO ACCESORIO PARA EQUIPAMIENTO DE PISTA DE ENTRENAMIENTO DE BALÓN Y UTILIZACIÓN DEL MISMO PARA LA FORMACIÓN DEL SIMULADOR DE BALÓN

Abstracto

La invención se refiere al equipamiento de la pista de entrenamiento de Floorball, fabricación de elemento estructural ejercitador, aplicando el concepto de encordado de raquetas de tenis. Propuesta de diseño de elemento subsidiario para arreglo de pista de floorball caracterizado porque está realizado como una celosía formada por: dos placas terminales paralelas; varias varillas roscadas como elementos de refuerzo; dos estructuras de cuerdas elásticas dispuestas en dos planos paralelos, presentando cada una de ellas un lado de la citada celosía y provistas de: --orificios para fijación de varillas roscadas que aseguren la rigidez y capacidad portante del elemento subsidiario estructura armazón; --agujeros para encordar entrecruzados en dos planos paralelos y sujetar los cordeles en las mencionadas placas terminales independientemente uno de otro.

APÉNDICE 13

Solicitud de patente de los Estados Unidos	**20160296815**
Tipo de código	**A1**
Pindrik; Miguel	**13 de octubre de 2016**

Más de Pelota que rebota

Abstracto

Aparato de juego fácil de montar y desmontar que permite que un solo jugador juegue un juego comparable al tenis y/o al ping-pong en un entorno de espacio limitado El aparato de juego propuesto también permite que un solo jugador perfeccione su habilidad.

APÉNDICE 14

Solicitud de patente de los Estados Unidos	**20070238561**
Tipo de código	**A1**
Hu; liangfa	**11 de octubre de 2007**

Estructura de la raqueta de tenis de juguete

Abstracto

Estructura de la raqueta de tenis de juguete, que mejora principalmente la composición de la cara de golpe de la raqueta de tenis de juguete; estira una cuerda que tiene un lado adhesivo a través de orificios alrededor de la cabeza de la raqueta de tenis en forma horizontal y longitudinal para hacer una red, de modo que un lado de esta red sea la cara adhesiva y el otro lado sea la cara de golpeo; dicha combinación hace que golpear la cara de la raqueta de tenis de juguete pueda producir una fuerza de rebote debido a la red flexible, además, dicha raqueta puede proporcionar el mejor efecto de ventilación para reducir la resistencia al viento, puede golpear la pelota fácilmente como si jugara con una raqueta de tenis real.

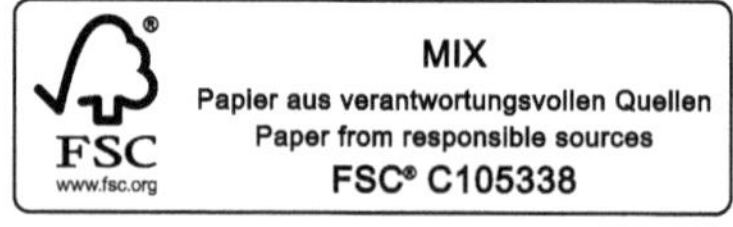

Printed by Books on Demand GmbH, Norderstedt / Germany